Prix : 2 fr. 50

Dr LÉON-JEAN DE MONCHY
Ancien Médecin de l'Union Belge

L'Œuvre Française des Rapatriés à Evian-les-Bains

(French Work for Rapatriés at Evian-les-Bains)

TOME PREMIER

LE PREMIER CONVOI DES ENFANTS BELGES

(Belgian Children's First Convoy)

ORNÉ DE 6 ILLUSTRATIONS INÉDITES

Respectueusement dédié à Leurs MAJESTÉS ALBERT Ier et Elisabeth de BELGIQUE le Roi et la Reine des Belges.

PARIS
ÉDITION LYTA
113, BOULEVARD BEAUMARCHAIS (3e)

L'ŒUVRE FRANÇAISE DES RAPATRIÉS
A ÉVIAN-LES-BAINS

LE PREMIER CONVOI DES ENFANTS BELGES

Dr LÉON-JEAN DE MONCHY
Ancien Médecin de l'Union Belge

L'Œuvre Française des Rapatriés à Evian-les-Bains

(*French Work for Rapatriés at Evian-les-Bains*)

TOME PREMIER

LE PREMIER CONVOI DES ENFANTS BELGES

(*Belgian Children's First Convoy*)

ORNÉ DE 6 ILLUSTRATIONS INÉDITES

Respectueusement dédié à Leurs MAJESTÉS ALBERT Ier et Elisabeth de BELGIQUE le Roi et la Reine des Belges.

PARIS
ÉDITION LYTA
113, BOULEVARD BEAUMARCHAIS (3e)

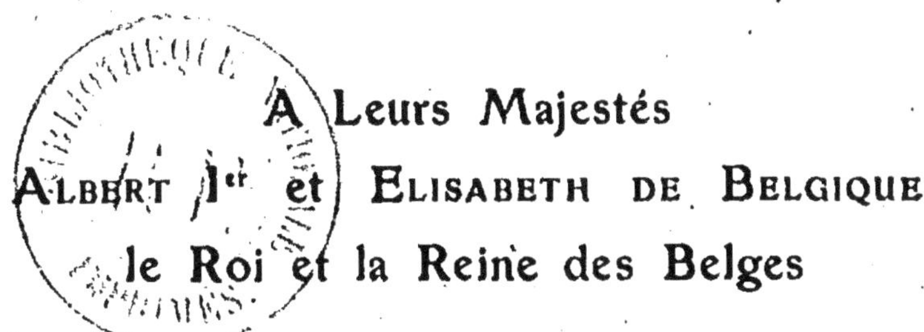

A Leurs Majestés

ALBERT Ier et ELISABETH DE BELGIQUE

le Roi et la Reine des Belges

En souvenir reconnaissant de leurs actions héroïques,

Ce livre est respectueusement dédié.

Dr LÉON-JEAN DE MONCHY.

Evian-les-Bains 1917.

PERSONNAGES OFFICIELS

Mr SURUGUE, Préfet de la Haute-Savoie.

Mr MARIANI, Sous-Préfet de Thonon.

Mr CLERC, Notaire, Maire d'Évian-les-Bains.

Mr J. GOY, Premier Adjoint.

Mr G. FONTAINE, Deuxième Adjoint.

Mr DAVET, Président de l'Œuvre Éviannaise de secours aux Rapatriés.

SERVICE DES RAPATRIÉS

Mr OGIER, Conseiller d'État, Directeur du Contrôle au Ministère de l'Intérieur, chargé du Service général des Rapatriés et Réfugiés.

Mr IMBERT, Inspecteur général, Chef de service de l'Inspection générale au Ministère de l'Intérieur.

Mr T. PERRIER, Commissaire divisionnaire, Directeur.

Mlle Ph. GOOSSENS, Directrice du Service des fiches d'identification et de recherches.

Mr PETROT, Notaire honoraire, Délégué des Comités Centraux

Mr DURIEUX, Vice-Consul, de Belgique, Délégué du Comité officiel belge du Secours au Refugiés.

Mr PAUWELS, Délégué belge.

Mr le Médecin de régiment POËLS, Délégué belge.

H.-J. FULLER, Lieutenant, Chef de la mission anglaise.

CURTIS, Chef de la Mission Américaine.

CURDY, Capitaine, Chef de la Mission Suisse au Bouveret.

Mr le Chanoine JAY, Curé Plébain de l'Église Paroissiale d'Evian-les-Bains.

En préparation : L'ACCUEIL SUISSE

PRÉFACE

Fixer par écrit les heures vibrantes d'émotion qui furent vécues à Evian-les-Bains lors du passage des Enfants belges, m'apparut comme une œuvre pieuse et nécessaire, bien due au courage de la Nation belge et à la vaillance de ses chefs.

Le temps fait fléchir la mémoire la plus sûre.

En confiant à un livre les événements que j'ai vus, notés, scrupuleusement rapportés et auxquels j'ai pris part, j'ai constitué un témoin fidèle et toujours présent des scènes grandioses qui se déroulèrent en Octobre 1917 à Evian-les-Bains.

Puissent les Belges qui me liront m'en être reconnaissants.

Dr Léon-Jean DE MONCHY

Evian-les-Bains 1917.

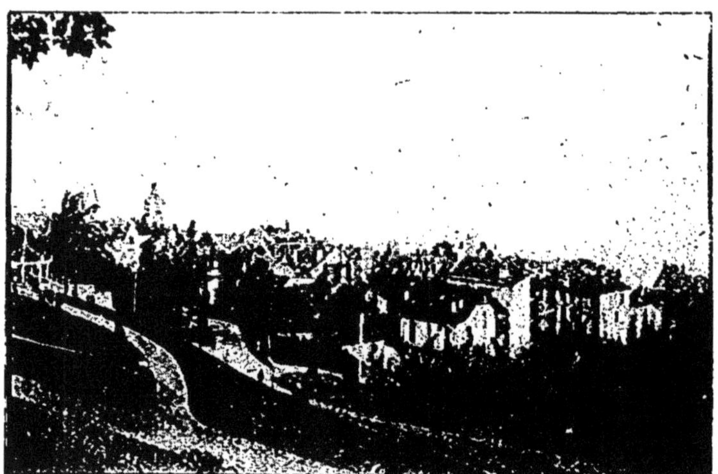

Évian-les-Bains

L'ARRIVÉE

Précisant les rumeurs persistantes qui, depuis quelque temps, circulaient en ville, une affiche apposée à la Mairie d'Évian-les-Bains annonçait pour le Dimanche 14 Octobre 1917, vers midi, l'arrivée d'un convoi d'Enfants belges.

Les cœurs compatissants s'envolaient vers ces jeunes êtres courbés depuis plus de trois ans sous le poids de souffrances imméritées.

Désireux de rendre hommage à la vaillante Belgique, pensant par leur présence alléger les tristesses qui mettaient le deuil aux cœurs de ses jeunes enfants, les habitants s'étaient portés nombreux vers la montée du chemin de fer dont ils avaient envahi les abords.

Grâce au brassard tricolore qui ornait mon bras gauche, je pénétrai aisément sur le quai d'arrivée.

Pour accueillir dignement le convoi des Enfants belges, les grands devoirs de la pitié française avaient déjà rassemblé en un groupe imposant, les notabilités et les personnages officiels actuellement à Evian-les-Bains.

Bientôt, coiffé de fumée blanche comme d'un panache triomphant, le train s'annonçait par l'ombre mouvante qu'il projetait sur la courbure de la voie.

Peu à peu, il apparaissait plus grand, plus imposant, et à mesure qu'il s'avançait, nous lui prêtions plus d'importance et de majesté.

Nous lui étions reconnaissants de dissiper nos craintes de retard imprévu ou d'accidents fâcheux, et d'amener sans encombre, sous le vitrage élevé et spacieux de la gare, les grandioses douleurs qui lui avaient été confiées.

Soudain, surmontant les bruits de la vapeur qui halète, une clameur issue de voix enfantines remplit l'air, les petits Belges crient : « Vive la France ! »

A toutes les portières ils apparaissent entassés, pressés, porteurs de petits drapeaux belges et suisses qu'ils agitent frénétiquement, furieusement...

Associés à leur bonheur, les Suisses qui les ont accompagnés de Schaffhouse jusqu'en France, soldats sanitaires, Croix-Rouges, et le sympathique Capitaine Curdy, se tiennent debout sur les marches des wagons.

Les Enfants belges nous crient : « M'sieu !... M'sieu !.. Donnez la main !.. »

Émus par leurs supplications, nous avançons, et marchant avec le train qui ralentit son allure, nous tendons notre main.

Les enfants s'en saisissent ardemment, la couvrent de baisers, ne veulent plus la quitter.

Et cela pendant que retentissent les clairons français dont les sonneries, dominant les chants de *la Brabançonne* et de *la Marseillaise*, font vibrer jusqu'aux vitres de la gare.

Il est à peine midi huit; le train vient de s'arrêter.

« Que tout le monde descende! »

Avec une impétuosité irrésistible, les enfants quittent les fenêtres, s'emparent fébrilement de leurs paquets, et se précipitent en toute hâte vers les sorties qu'ils assiègent.

Leurs masses compactes s'échelonnent sur les descentes des voitures et nous apparaissent comme autant de grappes humaines suspendues par le sort aux barres du train, pour être pieusement recueillies par la France secourable et consolatrice.

Tour à tour filles et garçons sautent prestement à terre et viennent vivement à nous, dans leur désir impatient de provoquer et de recevoir nos caresses.

Brusquement ils nous quittent, ils ont aperçu un poilu.

« Un soldat! Un soldat français! »

Des remous soudain de la foule les portent vers lui.

Ils saisissent ses mains, l'amènent à baisser la tête, l'embrassent, s'attachent à lui, chantent, dansent, rient, s'appellent, se bousculent sans contrainte, en proie à la plus franche gaîté.

Les personnages officiels échangent des salutations, des poignées de main, des paroles de bienvenue, se complimentent, se font des présentations réciproques.

Descendus du train qui maintenant est vide, les enfants ont envahi le quai.

Le bruit devient intense et déconcertant, l'agitation est extrême. C'est un va-et-vient incessant, un afflux d'enfants aux visages clairs. Çà et là émergent les voiles gracieux des Croix-Rouge, ces femmes sublimes qui, toujours dévouées, cherchent à grouper et à diriger tout ce petit monde.

Un des spectateurs de cette scène est comme submergé par la foule des enfants. Filles et garçons ont pris ses mains et les embrassent : « Vois, un Français ! » se disent-ils. « Vivent les Français !... Vive la France !... Vive la Belgique !... Nous sommes si heureux de voir des Français !... »

Une petite fille se tourne vers moi et me dit :

« Monsieur, allons-nous bientôt manger ?

— Oui, bientôt.

— Ce sera long ?

— Aussitôt que nous serons en ville. Dans trois quart d'heure.

— Qu'est-ce que nous mangerons?... Aurons-nous de la viande?...

— Oui, vous en aurez.

— De la viande!... de la viande!... »

La petite fille se met à danser, à trépigner d'aise, à m'embrasser les mains.

D'autres se joignent à elles; je deviens le centre d'une petite manifestation.

« De la viande!... De la viande!... Il y a trois ans que nous n'en avons mangé! »

Nombre de spectateurs, ainsi entourés et câlinés, ne pouvaient contenir leur émotion.

Quelques-uns se détournaient pour essuyer furtivement leurs larmes.

« Ah! le monsieur qui pleure! » dit un enfant surpris.

Hélas! ils étaient nombreux ceux qui pleuraient alors en songeant à leurs foyers dispersés, pillés, incendiés, détruits!...

LA DESCENTE EN VILLE

Toujours, et surtout dans un convoi, il faut de l'ordre et de la discipline.

« Par quatre, mettez-vous par quatre! crie à plusieurs reprises le directeur du convoi, Mr Larcher, et suivez-moi. »

Parlant, chantant, criant, se réunissant entre amis, se prenant prestement la main, se quittant parfois pour se reprendre mieux, quatre par quatre, les petits Belges empressés, sortent de la gare par le magasin aux bagages.

Leur défilé semblait ne pas devoir finir.

Vinrent pourtant les derniers qui, tout en courant, se hâtaient de rejoindre leurs amis.

Les habitants, assemblés en grand nombre, faisaient la haie sur les deux côtés de la route pour fêter ces enfants. Ils leur tendaient la main, leur parlaient, leur distribuaient des bonbons.

L'avenue de la Gare n'était plus assez large pour contenir tout ce monde.

« Une auto! une auto! »

Une auto de la Croix-Rouge américaine montait vers la gare.

Avec une entente parfaite, sans secousse ni rumeur, la foule des enfants s'entr'ouvre, se range sur les trottoirs, puis, l'auto passée, se reforme en colonne.

Pas d'accident.

L'auto semble en quelque sorte avoir été aspirée, comme bue par cette foule enfantine, tapageuse mais disciplinée.

« En avant! » crie de nouveau M. Larcher.

Quel ravissement pour nous de voir ces enfants descendre en ville, chacun portant joyeusement un petit paquet.

Petits paquets!... Petits paquets!... quel cœur aura jamais assez de tendresse pour raconter votre histoire!

Quelle émotion sera jamais assez puissante pour traduire le généreux effort des mères belges sans ressources, mais invaincues, qui n'ont pas voulu laisser partir leurs enfants comme de petits errants!

Pauvres mères, qui avez travaillé, qui vous êtes montrées ingénieuses, qui vous êtes imposé des privations insoupçonnées pour trouver la toile et les accessoires nécessaires!

Mères admirables qui, malgré vos tristesses et votre épuisement, avez passé des nuits à confectionner les sacs pour les provisions, pour les vêtements : sacs de toutes formes, de tous tissus; les uns portés à la main, les autres fixés aux épaules à la manière des havre-sacs de soldats.

Mères prévoyantes, nous admirons vos enfants.

Quelques-uns sont nu-tête, ayant perdu leur coiffure pendant le trajet; d'autres ont des chapeaux de paille ou de feutre, ou encore des casquettes; la plupart ont des polos de laine, donnés au cours du voyage par de charitables personnes.

Et sous leurs chapeaux variés de tissus et de formes, les fillettes n'ont pas l'air emprunté.

Malgré leurs vêtements fanés, mais propres, et leurs souliers usés, tous ont bonne allure.

Ils marchent crânement, allégrement, d'un pas bien soutenu, en dépit de la boue et d'une petite pluie fine qui commence à tomber.

Les montagnes n'ont pas leurs belles teintes dorées, ni les eaux du lac leurs reflets de moire et d'argent, mais peu importe à ces petits dont le cœur ruisselle de lumières intérieures.

Arrivés à l'octroi, ils s'arrêtent un moment et reprennent haleine ; puis de nouveau en ordre, ils repartent sans tarder.

Et vous, leurs parents restés en Belgique, vous eussiez été fiers de les voir entrer en ville au milieu des chaleureuses acclamations de tout un peuple.

Mais nous étions là, admirant pour vous, vibrant pour vous, confiant à notre mémoire les détails de cette grandiose réception pour vous les transmettre un jour.

Poitrine effacée, tête droite, barrant de leurs rangs profonds la rue laissée libre, ils défilaient, chantant la *Marseillaise*. Ils donnaient de la voix aussi fort que besoin, ouvrant largement la bouche, découvrant leurs dents blanches sous leurs lèvres rosées, et exaltant encore l'Hymne national français par la cadence puissante de leur pas résolument rythmé.

Vos jeunes enfants toujours vaillants, malgré leur martyre de plusieurs années, n'avaient rien perdu de leur indépendance ni de leur dignité.

Ils exprimaient la liberté reconquise.

A contempler la fierté de leur attitude et la hardiesse de leur allure, nous comprenions qu'ils n'avaient jamais eu peur, qu'ils avaient dû toujours braver l'ennemi.

Quelle leçon cuisante pour les défaitistes sans courage!

Arrivée vers le centre de la ville, la colonne enfantine tourne brusquement dans la rue du théâtre, petite rue sans horizon, à la pente boueuse et rocailleuse qui contraste si étrangement avec le sol net et poli de la rue Nationale.

Les petits Belges s'arrêtent à l'entrée du Casino où ils sont attendus.

Ils en profitent pour sauter au cou de soldats français permissionnaires, s'accrocher à leurs vêtements, embrasser leurs mains et émouvoir ces poilus qui n'avaient pas bronché devant les horribles spectacles des tranchées.

Puis ils entrent.

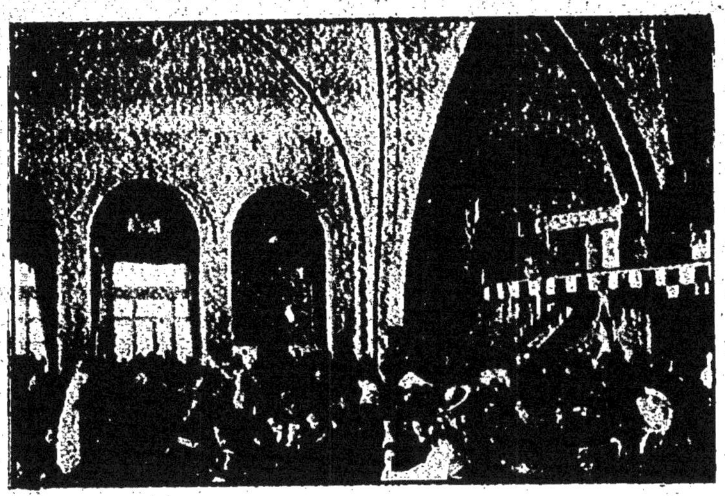

LE REPAS

Avec tout l'emportement du jeune âge, les enfants se hâtent de gravir l'escalier du Casino municipal.

Arrivés en haut, ils s'arrêtent ébahis devant la salle si grande, si blanche, si lumineuse. D'instinct ils ont la vision subite du contraste entre la France si claire et l'Allemagne si obscure.

A droite, point de muraille contrariante. Au travers de larges baies vitrées, la vue découvre le lac et sa vaste étendue dont la grisaille de brume s'estompe jusqu'aux lointains confus de la rive suisse.

A gauche, une tribune, ornée à profusion de drapeaux alliés, court sur toute la largeur.

Puis, s'étendant sur la salle entière, des séries de tables, disposées parallèlement, supportent plus de sept cents couverts destinés aux enfants et à leurs convoyeurs dévoués.

L'œil est égayé par les verreries étincelantes et les innombrables assiettes qui reluisent sur de doubles rangées.

Poussant des cris de joie, s'extasiant sur tout, savourant d'avance les délices entrevues, les enfants s'installent et s'asseyent devant leur couvert.

Sans attendre davantage d'être servis, ils prennent la moutarde, se la passent, et l'étalent complaisamment en manière de tartines sur le pain tendre et blanc qui leur est distribué.

« Attendez donc!... On va vous donner de la soupe, de la viande!... »

Surpris, ils nous regardent d'un air inquiet et interrogateur, puis répondent :

« Oh! c'est si bon! c'est si bon! » et continuent à manger.

Toute la moutarde y passe.

On se croirait en un festin de légende.

Tout est vibrant, tout est extraordinaire; c'est un tumulte sans cesse renouvelé. Il faut, en un même moment, s'occuper de plus de sept cents convives, aller vite et ne pas perdre de temps.

Les Dames de la ville ne suffisent plus à faire le service et doivent recourir à des aides de bonne volonté.

Elles vont, viennent, se divisent les tâches, passent les plats, les servent, ont grand mal, mais ne s'appartiennent plus : elles sont tout à leur œuvre.

Leur foi passionnément agissante et très française, tendue vers l'infortune qu'elle soulage, crée une atmosphère d'enthousiasme où chacun veut remplir son rôle. L'utile se joint au beau. Il en ressort un rayonnement intérieur qui illumine les visages, rénove les forces et fait ignorer la fatigue.

Tour à tour, le pain blanc, la viande, les pommes de terre, le fromage, les desserts arrachent des exclamations.

« C'est bon ! oh ! que c'est bon !... Les Boches, ils n'avaient pas... ils n'ont pas de si bonne viande !... Nous sommes bien contents. »

Et ils mangent, ils mangent jusqu'à plus faim, les petits !

« Es-tu content ?

— Oh ! oui, Monsieur ! on m'a passé jusqu'à trois fois de la viande !

— Et tu as tout mangé ?

— Oui, c'est si bon ! Il y avait trois ans qu'on n'en avait mangé ! J'avais faim ! »

Manger ne suffit plus, il faut boire. Des dames passent avec des cruchons remplis de vin.

Une infirmière proteste :

« Pas de vin! pas de vin! ils n'y sont pas habitués! »

On donne de l'eau rougie.

Les mines s'éclairent, joyeuses; même coupé d'eau, le vin réjouit le cœur de l'enfant.

Tout à coup des enfants se lèvent, quittent leur siège et se précipitent vers un monsieur qui par poignées pleines tient de petits drapeaux français.

« Monsieur! M'sieu! M'sieu! à moi! je n'ai pas de drapeau! M'sieu! je n'en ai pas. S'il vous plaît, Monsieur! »

D'innombrables mains se tendent. On doit élever les drapeaux au-dessus des têtes, mais les enfants montent sur les chaises pour s'en emparer plus aisément.

Les drapeaux sont distribués par centaines, chacun a le sien.

Beaucoup en reçurent deux. Ils avaient tendu les deux mains, et dans la foule remuante de ces petits êtres, comment reconnaître à qui appartenaient les mêmes mains?

De ces masses d'enfants groupés autour des emblèmes de la patrie française, il se dégageait une émotion indicible qui annihilait jusqu'à la faculté de penser. L'âme de chacun s'extériorisait, s'épandait sur les personnes, sur les choses; voir, entendre ne suffisait plus; on se sentait participer à la scène entière, on n'était plus un, on faisait partie d'un tout, chaleureux, coloré, vibrant.

La distribution terminée, les enfants regagnèrent leurs places et reprirent leur repas interrompu, sans cesser pourtant de nous interpeller lors de notre passage:

« Monsieur, donnez-nous un petit drapeau français... je n'en ai pas eu.

— Et celui-là?

— C'est à mon frère. »

Tout cela dit sur un ton lamentable, pitoyable, suppliant, pour essayer de nous convaincre et de nous ébranler.

Mais ni la gaîté, ni l'appétit n'en étaient diminués.

LE DISCOURS

Entraînée par un élan de pieuse tendresse vers les jeunes messagers de douleur confiés à la France par la malheureuse Belgique, une foule immense, contenue à grand'peine par des barrières, avait envahi jusqu'aux moindre recoins du Casino.

Dans la tribune qui domine la grande salle se tenaient les musiciens, et, près d'eux, les représentants de divers services hospitaliers, mêlés aux nombreux officiers des nations alliées.

M. le Chanoine Jay, Curé-Plébain

d'Évian, se tenait debout, un peu en avant, près de la balustrade, et semblait, par sa présence même, bénir les malheureux enfants. Sa stature infléchie attirait les regards, et sa soutane noire dont la simplicité ecclésiastique tranchait brusquement sur le décor des divers uniformes, faisait étrangement éclater la pâleur impassible de son visage émacié.

En bas, dans la salle, M. Perrier, Commissaire divisionnaire et Directeur du Service des Rapatriés s'efforçait, toujours affable, de répondre aux nombreuses personnes qui l'assaillaient de questions.

Les rideaux de la salle aux « Fiches » avaient été largement ouverts; les jeunes employées s'étaient groupées autour des piliers et sous les arcades élevées qui supportent la vaste coupole du Casino.

Dans leur désir ardent de participer à cette manifestation si spontanée et si patriotique, les jeunes filles se haussaient de leur mieux, montant sur des chaises, et quelques-unes sur des tables.

Devant elles, sur plusieurs rangs, Infirmières et Croix-Rouges des nations alliées formaient un groupe compact, au costume seyant barré de la Croix, ce signe librement choisi de devoir accompli et de parfait dévouement.

Le tapage des enfants, le va-et-vient de tout un monde affairé et rendant service se résumaient en des rumeurs confuses et parfois assourdissantes.

Conversations, échanges d'impressions, bruits de voix, se condensaient en un bourdonnement sans cesse grandissant, spécial aux foules resserrées en un espace limité.

Soudain, des « Chut » vigoureux retentissent. Des voix puissantes s'élèvent : « Silence !... Silence !... »

Peine perdue !

Les six cent cinquante enfants parlaient, riaient, chantaient, s'agitaient, sans envie de cesser, sans songer à se taire.

Alors, ressource suprême, l'on fit sonner le « Garde à vous ».

Toutes les petites têtes se tournent.

« Ça, vois-tu, c'est autre chose que la trompette boche; c'est le clairon français! »

D'eux-mêmes, les enfants crient : « Silence!... Silence!... Le bourgmestre va parler! »

Le bourgmestre, c'est-à-dire Mr le maire.

Ce n'est pas Mr le maire, décédé depuis peu, mais un de ses adjoints, Mr G. Fontaine, qui, cérémonieusement vêtu de son habit noir et la taille ceinte de l'écharpe tricolore traditionnelle, vient au nom de la Ville d'Évian prononcer des paroles de bienvenue.

Son verbe chaud et vibrant retrace les malheurs de la Belgique : la faim, les meurtres, les pillages, les incendies, les dévastations, les privations...

Mais pour que la Belgique renaisse il faut que la France vive, et la France veut vivre...

« Souvenez-vous, Enfants! » clamait-il d'une voix retentissante qui déchirait les cœurs.

Les enfants savaient fort bien souligner de leurs bravos les meilleurs passages.

Le discours fini, des applaudissements frénétiques éclatèrent de toutes parts, mêlés aux cris de « Vive la France!... Vive la Belgique!... »

Dans leur excitation joyeuse, les enfants déployaient, agitaient, balançaient leurs drapeaux, les faisant aller et venir furieusement.

Inconscientes de ce beau désordre, des Dames de la ville passaient entre les tables et donnaient, à chaque enfant, du chocolat, des gâteaux.

Des drames d'une intensité poignante se déroulaient dans la salle.

Un homme, un rapatrié de passage à Évian, pleure à chaudes larmes. Parmi les petits Belges, il vient d'apercevoir son enfant, son garçon dont il n'avait pas eu de nouvelles depuis le commencement de la guerre.

Cette circonstance imprévue renforçait encore l'émotion qui prenait à la gorge, contractait les muscles du visage et creusait des plis aux tempes.

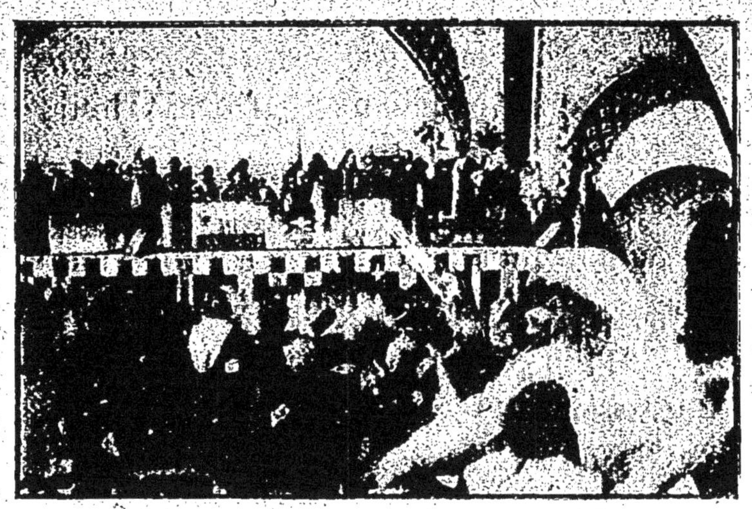

LA BRABANÇONNE

A nouveau des « Chut! » se font entendre : le clairon jette le « Garde à vous ».

Les regards se tournent vers la tribune où la Directrice du Service des Fiches, Mlle Goossens, monte sur une sorte d'estrade d'où elle domine l'auditoire.

Son chant, conduit avec art, entraîne les enfants à se joindre au refrain.

Ne se contenant plus, voulant se rapprocher de la voix qui leur transmet un écho attendri de leur pays absent, les petits émigrés montent sur leurs chaises et, tout en continuant à chanter, agitent leurs drapeaux.

L'Hymne national belge terminé, les applaudissements éclatent, répétés, unanimes.

On apporte à la cantatrice émue, deux énormes bouquets : Evian est le pays des fleurs.

L'enthousiasme des milliers d'auditeurs, émotionnés par son chant, réagit sur elle. Électrisée par ce concours de peuple qui l'acclame, poussée par une force irrésistible, un bouquet à chaque main, elle monte de nouveau sur l'estrade, se dresse de tout son haut, élève à bout de bras son trophée fleuri, puis tour à tour l'abaisse et le relève en manière de salut.

Débordant de griserie communicative, ce geste, aussi inattendu que superbe, surprit la foule éblouie, chancelante.

Des hourras mêlés aux fracas des bravos s'élevèrent à plusieurs reprises.

On vécut un moment de splendeur féerique.

LA MARSEILLAISE

A tant d'agitation succéda un moment de silence : court instant de répit donné à l'émotion. Le public restait nerveux, dans l'attente d'un événement nouveau.

Sur la tribune, les musiciens se remuaient, prenaient leurs instruments. Subitement les voix stridentes des cuivres ébranlent l'air, la *Marseillaise* éclate avec fracas. Les murs eux-mêmes paraissent s'émouvoir et vibrent, répercutant et renforçant le son.

Tout le monde est debout, tête nue;

les soldats rectifient la position et font le salut militaire.

Alors se passe une scène ardente, transcendante, allant jusqu'à la fascination.

Impérieusement saisis par les accents puissants de l'Hymne français, ce chant unique, les enfants montés sur leurs chaises, entonnent la *Marseillaise*, en scandent les paroles, en reprennent le refrain, et battent la mesure en agitant au-dessus de leurs têtes leurs petits drapeaux : petits drapeaux belges, suisses, français en quantités innombrables.

C'est une mer houleuse de drapeaux; c'est un spectacle grandiose, merveilleux, inoubliable, c'est le délire d'un peuple d'enfants redevenus libres.

Tout le monde pleure.

Les larmes descendent silencieuses sur le visage des hommes qui ne peuvent les retenir; les femmes s'essuient les yeux, chacun porte sur la face le frémissement involontaire et contracté de la lèvre inférieure, signe d'une émotion combattue et impérieusement contenue.

Des fillettes fondent en larmes.

« J'ai laissé ma mère en Belgique!... »

On les prend dans les bras, tendrement on les console.

« Allons, vous la reverrez un jour. »

Et dociles, elles se laissent convaincre, se calment, sèchent leurs pleurs et se remettent à chanter.

Mêlées aux intonations plus rauques des garçons, les voix aiguës des fillettes dominent, montent et s'élèvent jusqu'aux voûtes.

Je remarque deux garçonnets belges à mine futée. Ils agitent leurs drapeaux et chantent à bouche grande ouverte. Ils sourient en me regardant et dardent sur moi leurs petits yeux étincelants.

D'autres frappent du talon chaque mesure, dansent alternativement sur l'un et l'autre pied, et balancent leurs corps selon les modulations du rythme.

Une femmc étreint une fillette.

Éperdue d'émotion, incapable de se dominer, la figure illuminée, les yeux pleins de larmes, elle l'entoure de ses bras et l'entraîne à danser avec elle. Danse sans nom, surgie de l'imprévu, de l'enthousiasme, de la joie de vivre, du bonheur d'être délivré des ennemis, et d'un plaisir inespéré, celui d'être en France.

La France!... Il semble que ce soit la terre promise, le sol sacré, la patrie commune, la mère que tout le monde appelle, aime, que les ennemis envient, et qui seule peut remplacer la mère véritable, la Patrie absente...

La grande voix de la *Marseillaise* animait de son souffle tous les drapeaux flottants.

Ah! cette mer de drapeaux, tous agités! tous en mesure! Quelle émotion elle faisait naître!

L'œil enchanté ne s'en rassasiait pas!

Voir... Voir encore!... Saisir tous les remous de ces petites étoffes incarnant l'âme des Patries souffrantes! Spectacle inoubliable! Sensation unique! Les ombres des êtres aimés flottaient dans leurs modestes replis!

Voir... Voir encore! Voir les mains qui agitaient les drapeaux! Voir la contracture des bras, la tension des corps, le frémissement de tout l'être, l'effort voulu et sublime de donner toute son âme!

Voir... Voir encore!... Voir les figures transformées de ces enfants qui avaient tant souffert : faim, froid, privations, séparations, tortures de toutes espèces, et qui, malgré tant de maux supportés, avaient un sentiment au cœur, non celui de la soumission, mais celui de la haine envers leurs bourreaux, la haine du

Boche envahisseur, du Boche traître à sa parole, à sa signature, renégat qui faisait souffrir la Belgique entière parce qu'elle était brave et courageuse.

Car nul n'oubliait ceux qui étaient restés là-bas, ceux qui sous de fausses promesses avaient été entraînés vers la servitude des travaux forcés, contraints à des œuvres tournées contre leur Patrie. Et beaucoup pleuraient parce qu'ils n'avaient pas les leurs auprès d'eux.

« Non, me disait une infirmière américaine venue de San-Francisco, « non, c'est trop d'émotion!... »

« Ah! » continuait-elle, les larmes aux yeux, si seulement mes compatriotes pouvaient voir cela! Mais les Américains ne savent pas! Malgré tout ce qu'on peut leur dire, ils ignorent tout des malheureux rapatriés! Voyez ces pauvres enfants, ces malheureuses fillettes, que de souffrances!... Et quelle race sensible!... Comme la musique les touche... les émeut!... »

Le dernier accord des cuivres éclatants avait à peine mis fin aux palpitations déchirantes de la *Marseillaise*, qu'une ovation spontanée, irrésistible, jaillit de la salle entière.

Ce fut du délire!...

Reflétant l'émotion patriotique profondément ressentie, chaque visage apparaissait comme illuminé.

J'en appelle à tous ceux qui furent présents : aux consuls et agents consulaires de tous pays; aux sénateurs, députés, préfets et sous-préfets de tous départements: aux chefs et aux organisations de Rapatriés, Croix-Rouges d'Évian, de Lyon, de Suisse, des États-Unis; à tout le personnel en charge; aux conseillers municipaux d'Évian; au curé-plébain, et à toute la population présente de la ville et des environs...

Certainement tous conservent, au plus profond de leur souvenir, la mémoire de cette minute suprême, où ils ont senti vibrer en eux, en un même unisson, l'âme et la conscience de la Patrie meurtrie.

En cet instant grandiose, tous les différents êtres, enfants et grandes personnes, hauts personnages et petits employés, dames et jeunes filles, tous les spectateurs, qu'ils fussent français, alliés ou neutres, fous chancelants sous un même choc, empoignés par une même émotion, comme hors d'eux-mêmes, ne se sentant qu'une seule âme, une seule pensée, une seule volonté, communièrent dans ce seul et même cri :

« Vive la France ! »

Sûrement, au son de cette clameur vertigineuse, ceux qui sont morts pour les Patries envahies et souffrantes ont dû tressaillir, quitter l'abîme où se tenaient leurs dépouilles glorieuses, revêtir leurs corps célestes, et venir se joindre à cette évocation sublime de tout ce qui fait la force et la grandeur de la Patrie altière et toujours debout...

Oui!... dans le frémissement symbolique qui agita impérieusement notre être!... oui!... nous avons perçu leur présence...

Osons donc nous en souvenir... encore...

... Et Toujours...

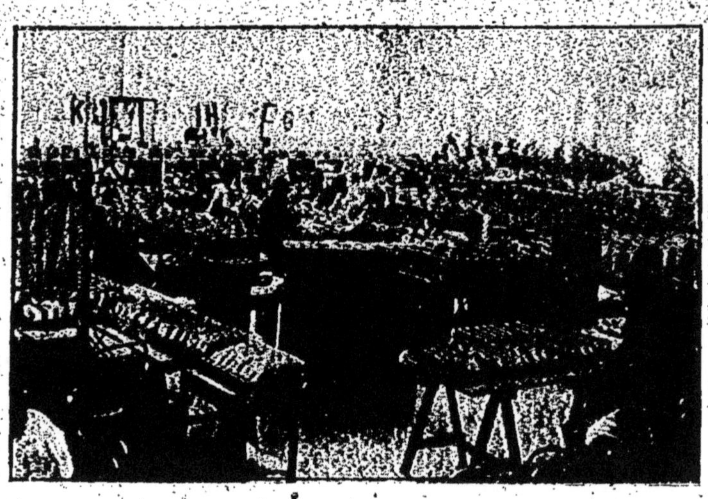

FORMALITÉS

La foule se retira lentement et comme à regret.

Les petits Belges continuaient à chanter et à remuer leurs drapeaux. Ils se groupaient, redisaient leurs refrains issus de la guerre : « *Sur les bords de l'Yser. Non, tu ne passeras pas !* » puis le suivant sur l'air du *Gloria* allemand :

« *Gloria, Gloria, les Allemands mangent des rats.* »

« *Gloria, Gloria, les Allemands ne mangent que ça!* »

Et bien d'autres encore, tous patriotiques, sans jamais se lasser.

Par séries de dix, tout ce petit monde est introduit dans la salle aux Fiches.

Il se faisait tard. Établir l'état civil de six cent cinquante enfants est chose de longue durée. Mais tout ira vite, grâce aux renseignements que les enfants détiennent et sans lesquels ils n'auraient pu quitter la Belgique : acte de naissance, photographie, certificat de vaccin, empreinte du pouce, laissez-passer.

Que faire en attendant, sinon causer?

Venue avec le convoi depuis Liége, où la guerre l'avait surprise, une Française d'une trentaine d'années me parle des enfants belges.

Ils sont vifs, turbulents et n'ont jamais eu peur des Allemands. Ils chantaient à leur face des chansons wallonnes peu flatteuses pour l'amour-propre des

Boches. Mais la Belgique souffre. Il devient difficile de s'y nourrir. L'hiver sera terrible, on aura faim.

Aussi, des âmes charitables, des dames du plus haut monde, en Belgique comme en Suisse, à Fribourg par exemple, se sont émues et ont agi.

Elles ont instamment engagé les mères à se séparer de leurs enfants et à les envoyer en France où ils n'auront pas faim. A force de démarches auprès des autorités elles ont réussi. Aujourd'hui est le premier convoi, d'autres suivront.

D'Évian ils seront dirigés sur les diverses colonies belges établies en France.

La séparation a été pénible.

Mais maintenant, quelle joie pour tous! quel bonheur ineffable d'être enfin arrivés sur le sol hospitalier de la France!

Cette brave femme est en proie à une vive émotion.

Tour à tour elle pleure, rit, chante, parle aux enfants, les brusque s'ils deviennent maussades, les conduit par la main lorsqu'ils doivent sortir, les surveille, fait que tout va bien. C'est un cœur d'or, un esprit pratique et juste sous des apparences un peu frustes. Son parler est expressif sans qu'on y puisse reprendre.

Contente de lier conversation, elle n'est pas indiscrète. Simple, mais non pas sans fierté, elle sait garder ses distances. Sa nature bonne, franche, claire, est une de celles que l'on rencontre si fréquemment en France.

Pour faire, selon la règle, établir son état civil, nous la conduisîmes, ma femme et moi, devant le bureau des fiches portant l'initiale de son nom.

On lui remit deux lettres de son mari, dont elle n'avait pas entendu parler depuis le début des hostilités. Comme elle était illettrée, nous dûmes les lui lire.

Elle devait se rendre près de son mari qui la réclamait au plus vite.

Sa joie fut extrême.

Oh! cette figure de femme heureuse! Quel éclat! quelle splendeur!

Ne sachant comment exprimer son bonheur, se laissant aller à son instinct, tantôt riant et tantôt pleurant, elle ne trouvait à dire que ces simples mots :

« J'suis t'i contente!... j'suis t'i contente!... J'suis t'i contente!... »

Beaucoup d'enfants eurent des lettres de parents et d'amis déjà en France; ils en furent très joyeux et très fiers.

Mme de Monchy s'occupa alors d'un petit garçon qui ne cherchait pas à se mêler à ses compagnons de route. Il était comme accablé de sommeil et paraissait souffrir.

Sa figure étant empourprée, je pris sa température : 39°5.

Grâce à l'amabilité des employés, sa fiche fut vite établie, et ma femme le conduisit aux dames de la Croix-Rouge, qui le dirigèrent aussitôt sur un hôpital spécial, ainsi que nous l'apprîmes le lendemain en allant demander de ses nouvelles.

Le sentiment de sympathie communicative qui ressort si mystérieusement des grandes émotions rapproche indubitablement les âmes.

Une dame, venue elle aussi de Belgique, attend son tour de passer au bureau des fiches. Elle me donne quelques détails sur l'état des pays belges.

Les écoles ferment souvent. L'hiver prochain les Allemands les fermeront tout à fait pour économiser le chauffage.

Privés d'école, les enfants, inoccupés, errent exposés aux promiscuités de la rue. C'est la faute des Allemands s'ils contractent des vices.

Ils apprennent à marauder.

Les pillages de l'ennemi leur donnent

l'idée du vol, d'autant plus qu'ils ont faim et que les parents sont sans travail et sans argent.

Autrefois le ravitaillement donnait des bénéfices qui venaient en aide aux chômeurs; aujourd'hui le ravitaillement ne donne plus rien : c'est la misère noire en perspective.

Il est fréquent de voir de très petits enfants fumer. Bien que le tabac soit très rare, les Allemands leur en donnent. Ils espèrent par là se les attacher.

Les souliers sont très chers et deviennent un luxe. Les enfants ont des souliers-sabots, les semelles sont en bois.

Il a fallu un dévouement extraordinaire pour surmonter les difficultés rencontrées à tout propos par les organisateurs du convoi et soustraire les enfants à leur milieu déprimant.

A l'appel de son nom, cette dame se leva et, à mon grand regret, les confidences cessèrent.

PETITS CADEAUX

Les formalités de l'état civil terminées, les enfants passaient dans une salle voisine où des médecins les attendaient pour les examiner.

Mains, gorge, nez, oreilles, tête, cheveux, peau, poitrine, état général, étaient soigneusement vérifiés.

Tous sans exception défilaient ainsi.

Les malades étaient mis à part.

Les autres, conduits successivement dans différents services, se rendaient finalement aux salles du vestiaire.

Seuls, les plus nécessiteux reçurent une paire de souliers.

Le vestiaire étant spécialement destiné aux rapatriés, l'on ne pouvait trouver en un même jour un nombre suffisant de vêtements pour un surcroît de 650 enfants qui devaient au surplus être habillés de neuf au lieu de leur arrivée.

On renvoya donc au lendemain le soin d'une nouvelle distribution.

A la sortie du vestiaire, un mouchoir fut remis à chacun.

Les plus malins en eurent deux. Ils se saisissaient habilement du premier, l'empochaient prestement et en demandaient un autre.

La jeune fille chargée de ce service, une grande pâle aux cheveux blonds, n'avait pas le courage de leur refuser toujours.

On leur remit aussi des cocardes tricolores.

Ce fut un moment ineffable. Tous en voulaient, tous en eurent.

Ils en demandaient encore.

« Mais vous en avez déjà?

— C'est pour mon frère!... C'est pour ma sœur!... »

Devant une pareille insistance, on s'attendrissait ; on leur en donnait encore.

Par groupe de dix, on leur assigna des logements.

Ils devaient attendre, s'asseoir sur des chaises disposées près de l'escalier. L'ardeur de leur jeune âge les emportait.

Ils jouaient, ils couraient, ils faisaient mille gambades.

Pour leur faire prendre patience, on leur distribua des jouets. Heureux, agités, presque fébriles, ils criaient, dansaient, chantaient, soufflaient dans les trompettes qu'ils avaient reçues.

Nous ne nous lassions pas de contempler pareil sursaut de vie, se répétant sans cesse, sans signe d'épuisement.

On ajouta encore des tablettes de chocolat : ce furent des « Vivat! », des chants, des appels réciproques.

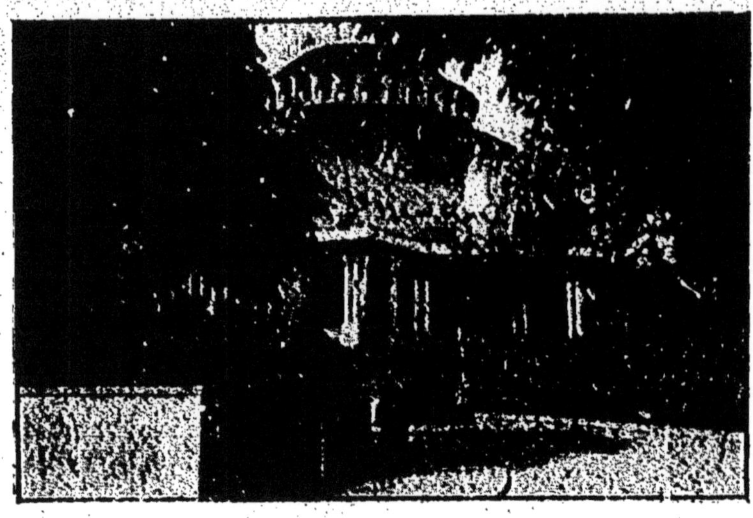

LA SORTIE DU CASINO

Au moment de quitter le Casino, une surprise attendait les petits Belges.

Des membres du Comité éviannais, installés près de l'escalier qu'il fallait descendre pour sortir, leur distribuèrent des pièces de monnaie toutes neuves, toutes blanches, toutes reluisantes : pièces de cinquante centimes, de un franc, de deux francs, et aussi de la menue monnaié.

Joyeux, les enfants nous criaient :

« Monsieur! M'sieu... Regardez, j'ai de l'argent... Combien cela vaut-il?... C'est de la monnaie française?... Combien cela fait-il de sous?... Et cela? Est-ce un sou?... Un gros sou?. . Combien cela fait-il de petits sous?... Deux petits?...

— Oui. »

Une fillette me montre dans sa main, qu'elle ouvre largement, un bel écu neuf de cinq francs.

« Voyez cette pièce, comme elle est blanche et luisante!

— Qui te l'a donnée?

— Une dame. »

Dans leur bonheur, dans leur besoin irrésistible de me témoigner leur reconnaissance, ces enfants se saisissent de mes mains et les embrassent.

« M'sieu!... M'sieu!... Est-ce que je puis vous embrasser?...

— Oui, certainement. »

Et plusieurs me sautent au cou.

Une petite fille s'avance en me disant :

« Monsieur, voulez-vous m'embrasser?

— Oui. »

Je l'embrasse, et je dois aussi embrasser ses compagnes.

Filles et garçons montrent la même tendresse, le même besoin d'affection.

Le cœur est le seul bien qui leur reste et qu'ils peuvent partager. C'est une façon naïve de témoigner leur reconnaissance pour la réception qu'ils ont eue.

De pareilles marques spontanées d'amitié ardente vont droit à l'âme, qu'elles troublent et accablent d'émotion.

Que les Allemands ont donc été maladroits de n'avoir pas su se faire aimer de tels enfants! Leur cruauté voulue a semé et récolté la haine!

Avec cette rapidité tapageuse toute spéciale à leur jeune âge, les enfants descendent l'escalier, traversent l'entrée où se trouve le bureau des dépêches, et franchissent la porte du Casino : les voilà dans la rue.

Je les ai suivis, jusqu'aux riants jardins où des automobiles attendent pour les transporter aux différents hôtels qui se les partagent.

Hélas! Il pleut!...

Les enfants se précipitent vers une automobile qu'ils entourent : ils veulent monter tous à la fois.

Il faut d'abord abaisser la planche qui forme la voiture : leur impatience s'en augmente. Ils ne peuvent rester en place : ils rient, ils chantent, ils se poursuivent.

Tout à coup ils sursautent :

« Ne craignez rien, ce n'est pas le canon, c'est le bruit du moteur.

— Monsieur, est-ce qu'on est en France?

— Oui, sans aucun doute.

— On ne va pas en Allemagne?

— Non.

— Ni en Suisse?

— Non plus. »

Ainsi rassurés, ils chantent, ils dansent, ils agitent leurs drapeaux.

Mais voici qu'ils assaillent la voiture et la prennent comme d'assaut.

Leurs petites jambes nerveuses atteignent le marchepied, leurs mains fébriles appréhendent et saisissent les appuis : ils se soulèvent, se haussent, se précipitent vers les banquettes, s'assoient avec empressement, et une fois installés laissent éclater leur joie, et quelle joie!

« M'sieu!... M'sieu!... »

Je dois m'approcher.

Ils s'emparent de mes mains, me tendent leurs joues fraîches qu'il me faut embrasser. Et tout cela gentiment, tendrement, sans peur, sans contrainte, sans pruderie. Ils s'abandonnent aux mouvements de leur âme, dans leur besoin d'exprimer et de communiquer la joie qu'ils ressentent d'être libres et fêtés.

Mères belges restées au pays, mères belges torturées par la séparation, réjouissez-vous d'apprendre que vos enfants portent toujours en eux le souvenir des caresses maternelles, et qu'à leur soif de tendresses nous avons répondu en France par les mêmes douces choses.

L'auto démarre : il faut donc se quitter.

Je me sépare d'eux à regret : j'aurais voulu m'attarder en leur compagnie.

« M'sieu!... Msieu!... »

Un petit me montre son jouet, une trompette dont il tire quelques sons.

Il me crie :

« M'sieu!... M'sieu!... J'ai un tiou-tiou... un tiou-tiou!... »

Les mains s'agitent, saluent.

L'automobile a disparu au tournant de la route : les petites mains actives et aimantes qui envoyaient des baisers se sont évanouies dans le lointain... Il pleut... il faut rentrer.

Et, tout en marchant, je songe à ces petits ; je les revois laissant éclater une joie ardente parce qu'ils possédaient des sous français donnés par des soldats français : sous en nickel, percés d'un trou central, nouvelle frappe que je ne connaissais pas encore. Ces sous me rappelleront le bonheur de ces enfants et mon émotion.

La pluie tombait, fine et persistante. Le jour baissait. Peu à peu chaque maison s'éclairait. Les petits Belges rendus à leurs demeures jouaient, chantaient, se montraient aux fenêtres, faisant entendre un ramage d'enfants joyeux.

Vint le soir, le souper.

Puis chacun s'en fut dormir, et les rêves de bonheur succédèrent aux fatigues et aux émotions d'un jour si bien rempli.

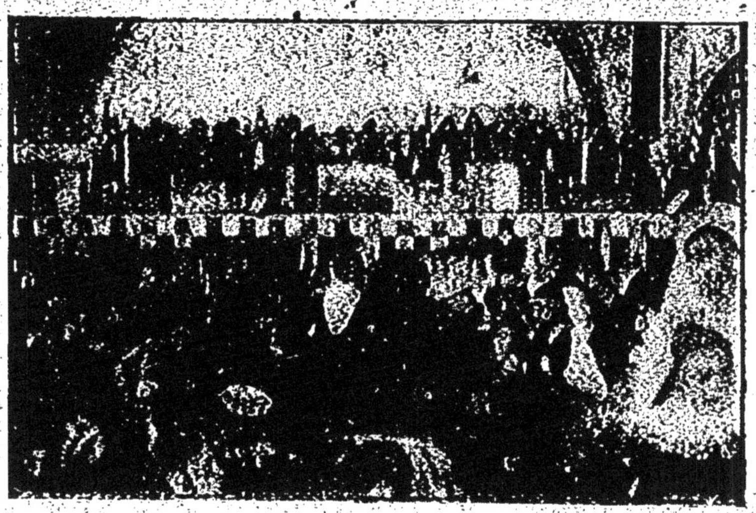

RÉCITS D'ENFANTS

Les petits Belges nous contèrent maints détails d'où s'exhalaient les alarmes de leur Patrie isolée du monde par la violence des envahisseurs.

Paroles d'enfants, dira-t-on, paroles non contrôlées : soit ! Mais non pas forcément contraires à la vérité. Les survivants pourront du reste les confirmer ou les contredire. Mais avant tout, paroles intéressantes car elles précisaient l'impression produite par la guerre sur de jeunes cerveaux.

Les événements étaient toujours interprétés dans le sens le plus héroïque et le plus éminemment national.

Deux forts de Liége étaient déjà tombés aux mains des Allemands quand un troisième sauta.

« Ça, monsieur, un fort qui saute, c'est quelque chose ! Ça fait un bruit formidable. Je l'ai bien entendu !... Le fort s'est entr'ouvert. On l'a photographié ! Les coupoles bétonnées, les gros canons, les murailles, tout est tombé pêle-mêle, écrasant tout, tuant les défenseurs.

« ... Malgré cela, il en vivait encore....

« Un soldat avait la jambe prise sous des décombres. Ses camarades essaient de le dégager; mais les Allemands approchent.

« — Non, dit-il, laissez-moi, sauvez-
« vous, je serai prisonnier quand même;
« je ne pourrai vous suivre, et vous serez
« tous pris, peut-être même fusillés....
« Vite, sauvez-vous, et laissez-moi. »

« Peu après, les Allemands arrivent, l'aperçoivent, et pour le dégager lui coupent la jambe; puis le conduisent à l'hôpital où les chirugiens lui sectionnèrent la cuisse près du genou.

« Et maintenant il a des béquilles.

« Trois mois après l'explosion, on découvrait encore des soldats vivants.

« Dame! disaient les petits, ils mangeaient le moins qu'ils pouvaient; ils avaient trouvé des provisions. »

Qui ne serait touché par la splendeur héroïque de ces malheureux supportant sans faiblir les plus cruelles angoisses!

Les frêles enfants qui nous contaient ces merveilles de bravoure s'enorgueillissaient de la résistance physique et morale des gens de leur race.

Le fait suivant nous révéla combien la vie était devenue chose incertaine dans les pays envahis.

Un docteur, ou du moins un homme considéré comme tel parce qu'il donnait des soins à la population, et aussi parce qu'il se rendait chaque jour avec sa femme à un hôpital des environs de Liége, apprend que des maisons situées à trois portes de la sienne sont mises au pillage.

Sans plus tarder, il rentre chez lui et trouve en son pigeonnier des Allemands qui d'eux-mêmes et sans aucun ordre écrit s'apprêtaient à prendre ses pigeons.

Un de ses pigeons préférés vient à lui.

Instinctivement, voulant lui sauver la vie, il ouvre la trappe, et lui rend la liberté.

Les autres pigeons voient la lumière, suivent et s'envolent au loin.

Pris de colère, les Allemands arrêtent le docteur et le conduisent, baïonnette au canon, à une ferme voisine où se trouvait la kommandantur.

On le condamne sans plus, comme possédant des pigeons voyageurs.

Convaincu qu'il va être fusillé, notre

homme ne se possède plus et soulage son cœur.

Il traite les Allemands de bandits, de scélérats, de voleurs, disant que ce qu'ils font est contraire aux lois, que ses pigeons lui appartiennent, qu'ils sont bien à lui et non au gouvernement, qu'on n'a pas le droit de les prendre.

Sans s'arrêter à ses doléances, on l'emmène à Liége, où, dans une rue, les soldats s'apprêtent à le mettre en joue.

Passe alors une femme. Connaissant l'allemand, elle parle avec grand courage à l'officier commandant le peloton.

Elle dit que sûrement on se trompe, que cet homme qui va être fusillé n'est pas un espion. Que c'est un docteur qui fait beaucoup de bien; que les docteurs sont rares; que la population souffre actuellement d'épidémies qui, faute de soins, pourraient se communiquer à l'armée.

Les Allemands redoutent particulièrement les épidémies.

Le commandant du détachement donne l'ordre de reconduire le docteur à la kommandantur et fait son rapport.

On relâche notre docteur.

A quel fil fragile tenait alors la vie d'un homme !

On peut facilement se représenter l'émotion et les alarmes de sa femme apprenant subitement que, sans aucune raison, son mari allait être fusillé.

La population vivait toujours dans un émoi démoralisant, dans la crainte de ce qui pouvait survenir. Rien n'était sûr que l'angoisse et le deuil.

En d'autres circonstances les Allemands se complaisaient à faire monter les femmes sur des échelles, comme pour les fusiller, puis les faisaient redescendre.

A ce jeu-là, beaucoup d'entre elles tombaient malades d'émotion, et contractaient la jaunisse.

« Elles devenaient toutes jaunes ! » disaient les enfants.

La vie devenait difficile. Bien des choses manquaient.

« Nous avions faim » répétaient les enfants en hochant la tête.

On usait de subterfuges pour faire circuler la graisse. On trouvait difficilement du beurre.

Pour en avoir il fallait savoir parler au fermier. Le fraudeur le savait. Il connaissait ce qu'un particulier ignorait, c'est-à-dire le prix exact qu'il fallait proposer.

Le fraudeur se procurait toujours du beurre, et le revendait avec bénéfice, mais non sans risque.

S'il était pris, il était condamné à l'amende et voyait son beurre confisqué.

De ces récits d'enfants et de bien d'autres, trop longs pour être rapportés, il se dégageait certaines conclusions.

Les Belges souffraient en tout et partout; mais ils supportaient fièrement et vaillamment leur martyre.

Ils portaient, ancrée en leur cœur, la certitude de la Victoire, et aussi la conviction que les Allemands seraient punis et souffriraient des maux pareils à ceux qu'ils avaient imposés aux autres.

Sinon, les Allemands se croiraient les plus forts puisque leurs victimes n'osaient et ne pouvaient leur imposer les mêmes tortures.

Ils auraient donc eu raison d'avoir été froidement cruels.

Ils étaient donc les vainqueurs.

Cela, le peuple belge ne pouvait ni ne voulait l'admettre.

LE LENDEMAIN

Le lendemain, mêmes jeux, même fracas.

Dans la matinée, après avoir été douchés, savonnés, nettoyés de la tête aux pieds, les enfants se rendirent au vestiaire où leur habillement fut complété. Chacun eut des souliers neufs : joie immense pour ces petits, déshérités de tout.

Ils s'appelaient entre eux, criaient leur bonheur, et se montraient leurs chaussures comme un cadeau rare.

Dans leur foule turbulente, je remarquai la figure attristée d'une fillette agée d'environ douze ans.

« Pourquoi, lui dis-je, n'as-tu pas l'air gai comme tes compagnes?

— Oh! monsieur, me répondit-elle d'une voix douce, ce sont mes frères qui me donnent du tourment. Pensez! Ils n'ont même pas encore trouvé le temps d'écrire à notre mère!... Moi, je lui écris tous les jours. »

Je vois alors ses deux jeunes frères, deux intrépides gaillards pleins de vie et de fougueuse énergie, s'approcher et tirer violemment à eux un paquet tenu serré sous son bras.

Son petit dos de sœur soumise et maternelle se courba pour leur donner plus vite ce qu'ils voulaient prendre. Sa robe fripée, sa chemisette, son tricot léger s'étaient ouverts, laissant apercevoir dans leur échancrure la naissance d'un cou amaigri par trois années d'une guerre affamante et une petite nuque émaciée, où l'œil apitoyé ne retrouvait pas les plénitudes délicates de l'adolescence féminine.

Je la vois toujours, cette pauvre fillette si pleine de cœur, déjà femme dans sa tendresse pour ses frères plus jeunes, souffrant dans ses amours familiales, pleurant des larmes brûlantes au souvenir de sa mère absente et gémissant sur l'inadvertance de ses petits frères.

Que de peine dans ce cœur d'enfant! Que de souffrances insoupçonnées et inaperçues! Douleurs aussi poignantes que de plus dramatiques douleurs!

Et pourquoi toutes ces misères?

Parce qu'il a plu à un peuple, à sa caste, à son empereur, de faire souffrir une nation moins forte, de la martyriser volontairement, le sachant, le voulant, le préparant, tablant sur les tortures imposées pour s'en faire une arme terrible de domination universelle!

EN VILLE

Un peu avant midi je parcours la ville. Je m'arrête à un vaste hôtel.

Les enfants m'accueillent avec joie.

Une bonne nuit reposante, un café au lait bien chaud, du pain blanc beurré, une douche matinale bienfaisante, un habillement propre, entièrement neuf pour beaucoup, ont transformé leur physionomie, sans modifier pourtant l'énergie infatigable de leur caractère.

Une fillette d'environ quatorze ans et un plus jeune garçon se tenaient debout, éloignés des tables où déjà leurs compagnons s'asseyaient pour le repas de midi.

Leurs colis gisaient à terre comme pour le départ.

« Nous sommes venus avec les Belges, me dirent les enfants, mais nous sommes Français et nous restons à Évian en attendant la décision de nos parents. »

« Ce n'est pas mon frère, reprenait la jeune fille, mais comme il était seul, je me suis occupé de lui pendant le voyage, de sorte que nous sommes comme frère et sœur. »

Le malheur, qui rapproche les cœurs, avait fait éclore, entre ces deux enfants, cette touchante sollicitude.

Leurs manières honnêtes, leur langage précis et distingué, la délicatesse de leurs sentiments, disaient bien haut que les années de domination allemande n'avaient pas réussi à entamer la beauté de leur caractère resté bien français.

« En Suisse, nous avons été bien reçus. Nous sommes arrivés le matin. On nous a donné du pain beurré et du café au lait. Mais nous étions inquiets. Nous craignions toujours de retourner en Allemagne.

— Par quelle ville avez-vous pénétré en Suisse?

— Le convoi est venu par Schaffhouse, répondit la fillette; j'ai lieu de m'en souvenir. Désireuse de voir les chutes du Rhin, je me suis trop penchée par la fenêtre, et j'ai perdu mon chapeau.

— Vous auriez pu en demander au vestiaire?

— Non, non! avec mon argent je m'en ferai faire un à mon goût. Je veux être bien coiffée pour faire plaisir aux miens. »

Les enfants étaient ensuite arrivés à Fribourg où ils avaient passé la nuit.

Ils me montraient des cartes postales qui leur avaient été données et qui représentaient l'édifice où ils avaient été reçus.

« Nous avons visité Fribourg, vu le pont, et le lendemain matin, Dimanche, avant notre départ, nous avons assisté à la messe à la Cathédrale.

« De là, passant par Lausanne et le Bouveret, nous avons longé le lac, et nous sommes arrivés à Évian vers midi.

« Nous étions en France, fort heureux et sûrs de ne plus retourner en Allemagne. »

Dans l'après-midi, je passe près d'un hôtel qui étale complaisamment sa longue suite de fenêtres sur le parcours de la rue Nationale. Des enfants me font signe de la main et me disent bonjour.

Je les reconnais. Je m'étais occupé d'eux la veille.

Je m'arrête pour répondre à leurs amitiés.

Une petite blonde au teint délicieusement blanc me raconte de jolies histoires. Debout près d'elle, deux de ses compagnes la suivent des yeux et lui sourient.

Elle chante.

Je la prie de me dicter les paroles de son chant. Elle veut les copier elle-même sur mon carnet.

Pendant qu'elle écrit, elle sait fort à propos user d'autorité, morigéner et ramener au silence les quelques garçonnets qui l'apostrophent, lui lancent des bouts de papier, lui font maintes agaceries, la dérangent et l'énervent.

Avec un beau sourire sur sa jolie figure, elle me rend mon carnet qu'elle a signé de ses nom et prénom.

« Je vous ai reconnu à votre barbe en pointe, » ajouta-t-elle en me frôlant de son doigt à l'ongle rosé.

Elle captive encore mon attention en me faisant d'autres récits.

« Comme elle est intéressante ! » dit en passant une dame qui habite l'hôtel.

J'acquiesce en toute franchise à ce compliment mérité.

La petite blonde en est flattée. Nous voilà bons amis : je dois l'embrasser, elle et ses compagnes.

Elle ouvre sa main pour me faire admirer des pièces d'argent toutes blanches, toutes neuves.

« Que vas-tu en faire? Acheter des bonbons?

— Non, ce serait désobéir à ma mère qui m'a bien recommandé de ne pas dépenser mon argent sans raison. »

Je dois la quitter, lui dire adieu, tout au moins au revoir.

Que c'est difficile! Quel attrait ont ces enfants que trois ans de captivité n'ont pu ni courber ni fléchir!

« Quand nous sommes venus dans les wagons allemands, nous aurions voulu tout salir, tout briser. Dame, les Allemands ont pillé, ont détruit nos maisons. Ils ont été méchants. Nous voulions nous venger! »

En hâte je dois rentrer. L'heure du départ approche.

DERNIERS ÉBATS

Peu de temps après je redescends dans un café voisin où les enfants s'apprêtent au départ.

Ce sont toujours les mêmes scènes délicieuses et impressionnantes, la même affabilité dans l'accueil, les mêmes démonstrations joyeuses.

Ces enfants, arrachés par des âmes charitables aux frissons du froid et de la faim, viennent à moi, m'entourent, me parlent, me prennent les mains.

Je dois répondre à leurs étreintes,

les embrasser, les fêter, les cajoler, partager leur gaîté et leur joie.

La propriétaire de l'endroit, Mme Grégoire, sait mettre de l'ordre.

Elle groupe les enfants. Tour à tour un seul chantera; les autres l'accompagneront au refrain.

J'entends ainsi : *Sur les bords de l'Yser*, le *Gloria*, la *Brabançonne*, et d'autres chants wallons.

Avec force intonations d'une drôlerie inimitable, ils m'expliquent comment, ayant érigé sur leur coiffure une carotte pour rappeler le casque à pointe, ils passaient devant les Allemands, contrefaisaient leur pas de parade, le fameux pas de l'oie, et les narguaient en leur chantant des airs belges.

Malgré leur bonne humeur, filles et garçons restent étrangement indépendants.

Les vicissitudes de la guerre ont, semble-t-il, étonnamment mûri leur esprit. Ils ont été effleurés par les affres de la servitude. Ils ont vu les Allemands prendre de très jeunes garçons, presque des enfants, et les obliger à faire des œuvres de guerre.

Des jeunes filles du meilleur monde ont dû chausser de gros souliers cloutés et travailler contre leur Patrie. Ces enfants s'en souviennent, et gardent en eux un levain de haine vivace contre leurs fourbes oppresseurs.

LE DÉPART

Dix-sept heures. Le moment du départ est venu.

Surgissant des maisons particulières et des hôtels, débouchant de toutes les rues, les enfants arrivent de tous côtés, par groupes, et se rencontrent rue Nationale.

Là, par rangs de quatre, ils s'avancent, portant pour la plupart leur paquet fixé aux épaules, ce qui leur vaut un air dégagé et une allure martiale.

Leurs visages clairs éclatent sur la tonalité plus sombre de l'ensemble.

— Malgré la pluie qu'ils connaissent bien pour l'avoir subie si fréquemment dans leur Belgique bien aimée, malgré l'eau qui leur fouette le visage, et qu'ils bravent, ils ne perdent rien de leur gaîté : ils s'appellent, s'assemblent, se suivent, chantent.

Ils savent que, dégagés pour toujours des liens de la servitude, chaque pas les rapproche de ceux qui les attendent en France, et leur joie s'en accroît.

Les fenêtres se garnissent de curieux qui se penchent pour les voir passer.

Déjà très nombreux, les enfants suivent la rue Nationale, montent l'Avenue du Chemin de fer sans cesser de chanter, et s'arrêtent sur la place de la Gare, où leur foule devient de plus en plus bruyante, de plus en plus compacte.

Les groupes arrivés les premiers entrent sans tarder dans la grande salle de la gare qu'ils emplissent de leur joie enfantine.

Nous les suivons.

Nous ne sommes encore que quatre ou cinq grandes personnes au milieu des nombreux enfants qui nous assaillent de partout.

L'un de nous, un artiste de talent, un rapatrié du Nord, les domine de sa haute taille, et ne peut se dégager des mains affectueuses qui s'accrochent à lui.

A grand'peine je m'échappe sur le quai.

Un barrage a été établi.

Des jeunes filles, assises au-devant des portes à des tables chargées de fiches, inscrivent les noms.

Les enfants dont l'ensemble forme une troupe turbulente arrivent extraordinairement dociles, un par un, lentement, paisiblement. Aucun d'eux ne pénètre sur le quai, si son nom n'est pas en cet instant pointé sur une liste en regard de son numéro d'ordre.

Malgré la lenteur de ce filtrage inutviduel, le quai se couvre d'enfants impatients, prêts à monter dans un train arrêté devant eux, et en partance pour Paris.

« Ne montez pas!... On vous préviendra à temps. »

Obéissants, mais toujours tumultueux comme il convient à leur âge, les enfants se groupent, refrènent leurs transports et attendent.

EN GARE

Le train pour Paris vient de partir.

De l'autre côté de la gare, sur la dernière voie, stationne celui qui doit emmener les petits Belges.

« C'est celui-là, vous pouvez monter. »

Instantanément, tous les enfants prennent leur course, dévalent les trottoirs, traversent les voies, et se précipitent vers le wagon désigné.

Du quai où ils étaient épandus sur toute la longueur, ils se dirigent vers un seul point précis, réduisant leur masse, la rétrécissant, et dessinant ainsi un triangle agité et mobile dont le plus agile d'entre eux forme le sommet.

Leurs petits corps qui bondissent, leurs petites jambes qui se démènent, leurs petits bras qui se tendent, leurs petites têtes qui se tournent vers un même but, nous apparaissent dans un ensemble aussi étrange que comique.

Leur élan impétueux, leur course effrénée, les sursauts imprévus de leur masse mouvante et rapide nous surprenaient et imposaient à nos esprits l'idée d'une bande d'écureuils subitement menacés et fuyant vers une issue unique et libératrice.

Sous l'empire de cette impression, les spectateurs assemblés peu à peu en grand nombre se regardaient et échangeaient des regards rieurs.

Se poussant, se bousculant, s'entr'aidant, les petits eurent vite fait de grimper dans le wagon en tête du train et de s'y installer tout joyeux.

Je retourne sur la place de la Gare, où d'autres enfants attendent impatiemment le moment d'entrer.

Garçons et fillettes m'arrêtent et me retiennent : « Monsieur ! Monsieur ! »

Je dois écouter, répondre, aller de-ci de-là, selon les appels.

Les plus affectueux me prennent les mains, les serrent, les gardent comme sous l'impression d'être mieux protégés.

« Quel âge as-tu ? me dit l'un d'eux.

— Devine?... Plus ou moins de trente-trois ans?

— Oh ! non ! mon frère a trente-cinq ans et n'est pas si blanc que toi... Alors, tu es donc vieux?

— Oh ! vois-tu, reprend une petite fille plus fûtée, plus tendre, c'est parce que tu as de la barbe qui blanchit que tu parais comme cela, mais tu n'es pas vieux ! »

Ce disant, elle me saute au cou et m'embrasse comme pour réparer l'indiscrétion inconsciente de son petit camarade.

Quel délicieux à-propos! Quel sursaut inattendu de sentiment aimable et reconnaissant! Que de tendresse, d'affection, de câlinerie! Quelle surprise de rencontrer chez des enfants pareille délicatesse et si grand don de plaire.

Comment ne pas les aimer?

Et, malgré tout, fiers, sans mot déplacé, sans intimité de mauvais aloi.

Oui, chers petits enfants, vous n'aviez qu'un désir, qu'une coquetterie : être gracieux, aimables et vous faire choyer des Français qui mettaient le meilleur de leur âme à vous bien accueillir.

LES ADIEUX

L'heure s'avance : me voici de nouveau sur le quai du départ.

Les enfants sont dans les wagons et se pressent aux fenêtres.

Il faut serrer les mains qui se tendent innombrables, avides d'un dernier témoignage d'amitié et de sympathie; répondre aux cris, aux adieux, se tenir ferme, malgré l'émotion qui étreint le cœur, malgré l'enchantement des drapeaux qui s'agitent et se détachent sur la blancheur et l'ensemble des mains.

C'est aussi le moment de douloureux

déchirements. Une fillette, réclamée par ses parents, ne peut suivre le convoi. Elle sanglote à la pensée de quitter ses amies, compagnes de tant d'années de misère et d'horreur.

« Moi aussi, j'ai mon billet ; je puis et je veux partir ! »

On a grand'peine à la calmer. Elle embrasse longuement les plus chéries de ses compagnes et semble toute désemparée.

A toutes les portières, ce sont des adieux, des bras qui se tendent, des caresses qui s'ébauchent, des regrets qui se manifestent...

Mais voici que le train siffle.

Les bras s'agitent, les mains saluent, les petits drapeaux remuent avec frénésie, les « Vivat! », les « Merci! », les chants se croisent et s'ajoutent au tumulte grandissant de la vapeur qui s'essaie, des roues qui démarrent, de la locomotive qui geint.

Petits Belges, vous voilà au tournant de la voie, vous disparaissez dans votre course sur Thonon, vers ceux qui vous attendent impatiemment en France.

Adieu, délicieux enfants qui emportez avec vous le goût des câlineries, des tendresses dont vous nous avez abreuvés, et dont vous nous laissez le souvenir poignant.

Nous sommes émus à en pleurer, à en défaillir.

En remerciement de vous avoir reçus au cours de votre exil, vous nous avez ouvert les cieux promis à quiconque aide son prochain; puissent-ils ne pas se refermer après votre départ!

Peuple d'enfants mûris par la souffrance, vous avez su passer au milieu de nous comme un cortège de féerie, encadré dans un décor de grâces souriantes, et notre âme en garde une impression nouvelle.

Dans notre vie aux multiples rencontres, c'est la première fois que nous avons vu pareille foule enfantine, tendre, rieuse, câline ; c'est notre bonheur de l'avoir rencontrée, c'est notre regret de l'avoir perdue.

De votre tendresse qui nous quitte, nous gardons une saveur éperdue, comme d'un fruit au goût piquant et rare.

Vous nous avez donné un aperçu de l'amour divin qui plane sur vos jeunes têtes et qui les protège.

Votre doux émoi et vos cris de tendresse ont éveillé en nous une note nouvelle d'une harmonie imprévue, note aux modulations infinies, note non encore écrite de cette musique délicieuse qui anime les sphères d'attraction et d'amour.

Nous savons que le cortège de vos douleurs vous a valu sur le monde entier une victoire morale d'une portée plus durable et plus longue que celle des plus puissants canons.

Petits Belges arrachés aux ténèbres de

la mort qui vous guettait sournoisement, enfants séparés de vos parents et exilés de votre patrie, nous garderons un souvenir étrangement vivace de vos jeunes et touchantes mentalités.

Vous tous qui étiez présents à ce premier convoi d'Enfants belges, nous savons, à vous en entendre parler, que vous avez ressenti et inscrit en vos cœurs de pareilles émotions.

Et vous qui n'avez pas eu ce bonheur, mais qui me lisez, puissiez-vous les éprouver quelque peu pour en pressentir les délices et renforcer en vous les dévouements qui, à l'heure présente, vous convient de toutes parts.

TABLE DES MATIÈRES

INDEX ALPHABÉTIQUE

Imp. Kapp, Paris-Vanves

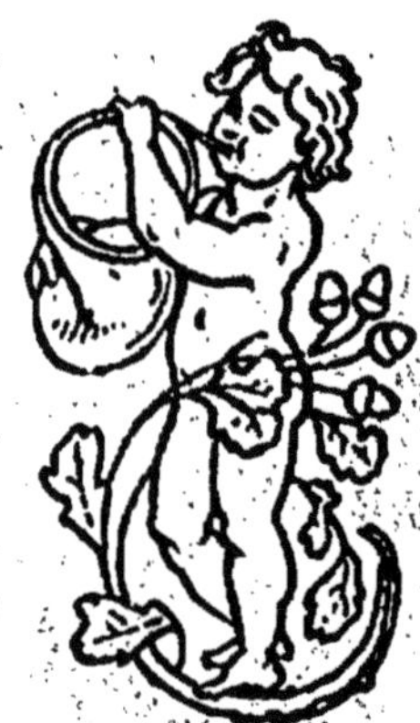

www.ingramcontent.com/pod-product-compliance
Ingram Content Group UK Ltd.
Pitfield, Milton Keynes, MK11 3LW, UK
UKHW020256220726
13923UKWH00002B/941